Akupunktur, Akupressur und Zonasuperflow

Theorie und Praxis einer neuen energetischen

Prophylaxe funtioneller Störungen

bei Mensch und Tier

Clemens Knospe

ISBN-10: 151215430x
ISBN-13: 978-1512154306

Bibliografische Informationen der Deutschen Nationalbibliothek verzeichnet diese Publikation in der Deutschen Nationalbibliothek; detaillierte bibliographische Daten sind im Internet über http://dnb.d-nb.de abrufbar
verwendete Schriftart: Garamon

INHALT

VORWORT

Trotz immer besserer medizinischer Versorgung ist der Bedarf an alternativer Prophylaxe funktioneller Störungen im Vorfeld klassischer ärztlicher und tierärztlicher Therapie gestiegen.

Diesem Bedarf wird hier mit einer neuen energetischen Behandlung Rechnung getragen. Die in dieser Broschüre geschilderten Anwendungen sollten jedoch nicht ohne Absprache mit einem Arzt bzw. Tierart durchgeführt werden, damit eventuelle Überempfindlichkeiten oder Störungen anderer Therapien ausgeschlossen werden können.

In keinem Fall dürfen Magnetfelder bei Schwangeren, bei Immunsuppression, nach frischen Operationen, nach Infektionen und beim Vorhandensein von Schrittmachern angewendet werden (siehe auch Kapitel 5).

Die therapeutische Magnetfeldbehandlung einzelner Punkte zur Behandlung bestimmter Erkrankungen muß dem Arzt bzw. Tierarzt vorbehalten bleiben.

München im Mai 2015

1 EINLEITUNG

Akupunktur und Akupressur wird an Punkten auf den, Meridiane genannten, Leitbahnen entsprechend der traditionellen chinesischen Medizin (TCM) ausgeführt (Hempen, 2000). Die Existenz dieser Meridiane ist bisher nur indirekt nachgewiesen worden.

Die Reflextheorie der westlichen Medizin hat versucht unabhängig von den kosmologischen Theorien der TCM eine neurologische Erklärung für die Wirkung der Akupunktur, ihrer Punkte und ihrer Leitbahnen zu finden. Es hat sich erwiesen, dass die Akupunkturpunkte in den Maximalgebieten der verschiedenen Gehirn-, Spinal- und Plexusnervenäste liegen (Knospe, 2006). In diesen Gebieten gibt zwar nicht etwa mehr Rezeptoren, aber sie sind über mehrere Segmente verschaltet, was die stärkere Wirkung erklärt. So können bei feinfühligen Personen auf der Haut sogar Zonen erhöhter Sensibilität und bei entsprechenden energetischen Anwendungen, wie im weiteren erläutert, die Empfindung von Punkten und Bahnen entstehen, so wie beim Ausfall bestimmter Nervenäste auch parästhetische Felder gespürt werden können.

Interessanterweise soll die Akupunktur auch zunächst als Locus dolendi Behandlung sensibler Punkte und Zonen entstanden sein. Erst die Entwicklung verschiedener Religionen bzw. Philosophien im alten China hat um den Beginn unserer Zeitrechnung zur klassischen Meridiantheorie der TCM geführt.

Die Neurologie dagegen legt zugrunde, dass jeder Nervenast ein Autonom-, wo nur dieser Ast die sensiblen Rezeptoren ableitet, und rundherum ein größeres Maximalgebiet, Überlappungsgebiet, wo auch benachbarte Nervenäste wirksam sind, besitzt. Damit wird klar, dass die klassischen Karten der peripheren Innervation bei Mensch und Tier an ihren Grenzen immer die Mittellinien der sich überlappenden Maximalgebiete darstellen. Das sind die Zonen besonderer Sensibilität in deren Verlauf die verschiedenen Meridiane der TCM verlaufen, zumindest ergeben sich verblüffende Übereinstimmungen mit dem Verlauf der Akupunkturmeridiane, aber auch einige Unterschiede.

Allerdings hat sich die klassische Akupunkturlehre auch gewandelt und postuliert inzwischen neben den zwölf, beziehungsweise vierzehn Hauptleitbahnen auch noch Leitbahnzweige, unpaare Leitbahnen, Netzleitbahnen, Netzbahnzweige, untergeordnete Netzbahnen, Muskelleitbahnen und Hautregionen mit Neu- und Sonderpunkten.

Nach der TCM wird eine Vitalenergie, Qi genannt, abhängig von den Erscheinungen unserer Umwelt aufgenommen und kreist in drei Zyklen durch die Leitbahnen, die nach dem Tao in Yin und Yang eingeteilt sind. Das Qi wandelt sich im Bereich der Extremitätenspitzen über je fünf Elementpunkte entsprechend. Die Abfolge der Zyklen wird in der Literatur unterschiedlich angegeben. Störungen können als Veränderungen der 12 Meridianpulse an den beiden Handgelenken (Radialispuls), bei Tieren an den Carotiden, wahrgenommen werden.

Zusammen mit der weiteren, nicht leicht zu verstehenden, Diagnostik wird dann ein, für westliche Ärzte, kaum nachvollziehbarer Behandlungsplan für die energetische Akupunktur aufgestellt. Da müssen nicht nur die Uhrzeit, sondern auch Einflußpunkte, Sammlungspunkte, Anknüpfungspunkte, Spaltpunkte, Zusammenkunftspunkte, Urpunkte, Induktorien, Brunnenpunkte, Ausgußpunkte, Durchgangspunkte, Vereinigungspunkte und Weiteres, wie Stichtiefe und Richtung der Nadeln beachtet werden. Da häufig die Mediziner im Westen schon an der Meridianpulsdiagnostik scheitern, wird bei uns in den meisten Fällen eine

Akupunktur entsprechend der Indikationsbeschreibung der einzelnen Punkte, also eine sogenannte Indikationsakupunktur, durchgeführt, was eigentlich nicht den Regeln der TCM entspricht.

Legt man vernünftigerweise gleich die Reflextheorie zugrunde und reduziert die Akupunktur auf die genannten Maximalzonen, kann man auch ohne genaue Kenntnis der TCM eine energetische Behandlung, wie im Folgenden geschildert, zur Prophylaxe verschiedener funktioneller Störungen durchführen.

2 MERIDIANE UND ZONEN

Wie in der Einleitung beschrieben, liegen die Akupunkturleitbahnen bzw. -meridiane innerhalb der Maximalgebiete benachbarter Nervengebiete. Die Bezeichnung der Meridiane ist unterschiedlich.

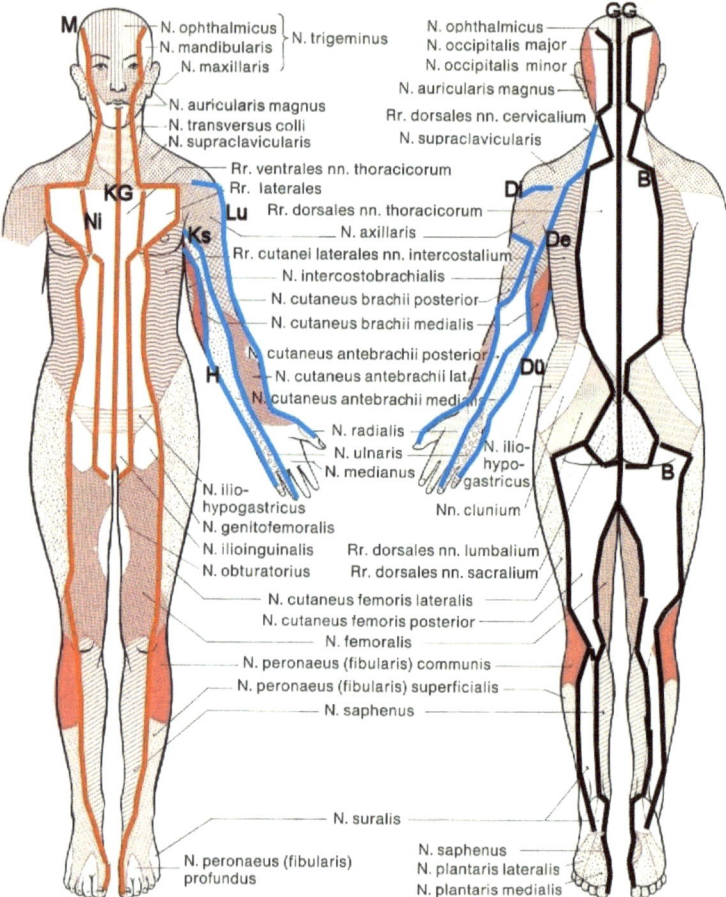

Abb. 1: periphere Innervation (modifiziert nach Duus, 1995) und Meridiane als rechte und linke Varianten. B=Blasenmeridian, De=Dreifacherwärmermeridian, Di=Dickdarmmeridian, Dü=Dünndarmmeridian, G=Gallenblasenmeridian, GG=Gouverneursmeridian, H=Herzmeridian, KG=Konzeptionsmeridian, Ks=Kreislauf-Sexusmeridian, Lu=Lungenmeridian, M=Magenmeridian, Ni=Nierenmeridian.

Alle Autoren sprechen von Herz-, Leber-, Gallenblasen-, Lungen-, Blasen-, Nieren-, Magen-, Dickdarm-, Dünndarmmeridian und dem Konzeptionsmeridian, doch der Milz-Pankreasmeridian wird auch nur als Milz- oder Mitte bezeichnet und der Dreifache Erwärmer auch als „Drei Wärmebereiche", der Herzbeutelmeridian auch als Kreislauf-Sexusmeridian und das Lenkergefäß als Gouverneursgefäß. Diese 14 Hauptmeridiane liegen in den vier Hauptzonen der peripheren Innervation (Abb. 2, 3, 4): an der Körpervorderseite die P-Zone mit dem Konzeptions- und dem Magenmeridian (Abb. 2: rot),

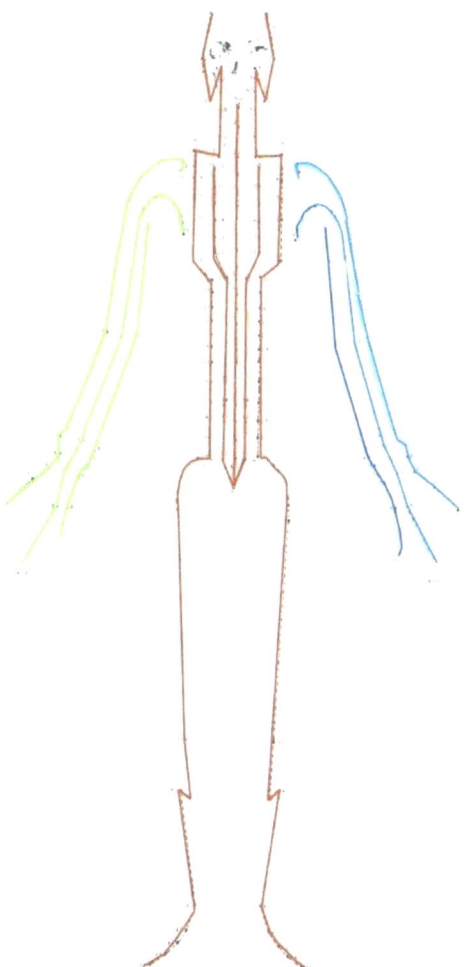

Abb.2: P-Zone (rot) mit dem Magen- und dem Konzeptionsgefäß (modifiziert nach Schrecke und Wertsch, 1976).

an der Körperhinterseite die G-Zone mit dem Gouverneurs- und dem Blasengefäß (Abb. 3: schwarz),

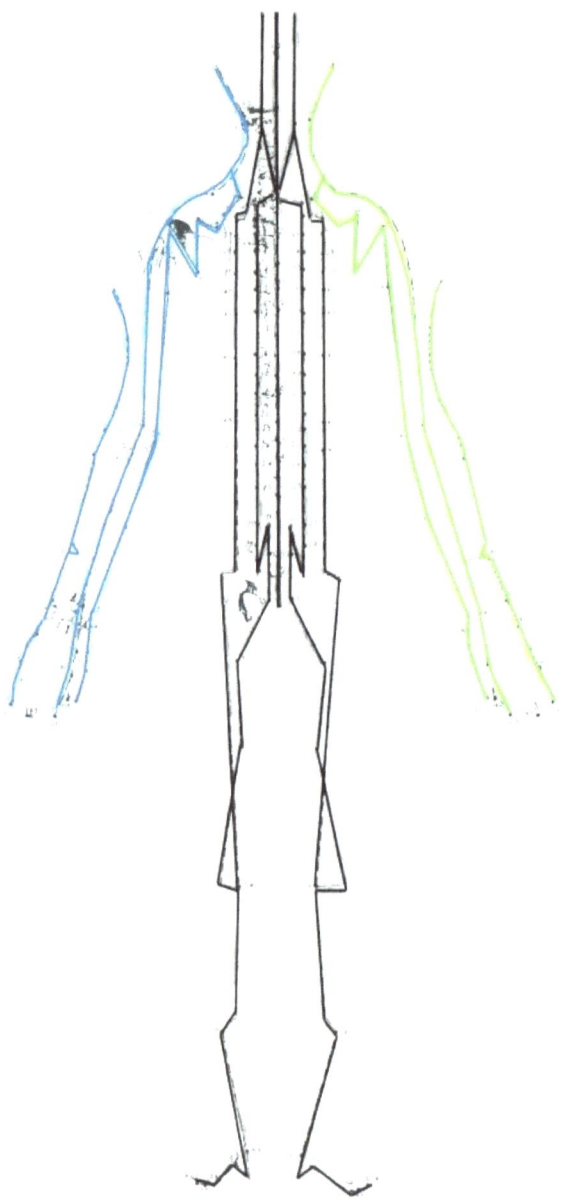

Abb. 3: G-Zone (schwarz) mit dem Blasen- und Gouverneursgefäß (modifiziert nach Schrecke und Wertsch, 1976).

links und rechts die E-und die H-Zonen mit dem Dickdarm-, Dünn-
darm- und Dreifacherwärmermeridian außen am Arm, und dem
Leber-, Milz-Pankreas- und Gallenblasenmeridian außen am Rumpf
und Bein, und dem Leber-, Nieren- und Milz-Pankreasmeridian
innen am Bein. Die E- und die H-Zonen beginnen am Damm, laufen
innen am Bein abwärts zum Fuß, gehen über die Fußsohle nach
außen, laufen über den Spann außen am Bein und Rumpf bis zur
Achsel und von dort am Innenarm bis zu den Fingerspitzen,
wechseln auf den Handrücken und ziehen am Außenarm über die
Schulter und den Hals seitlich bis zum Scheitel am Kopf (Abb. 2-4).

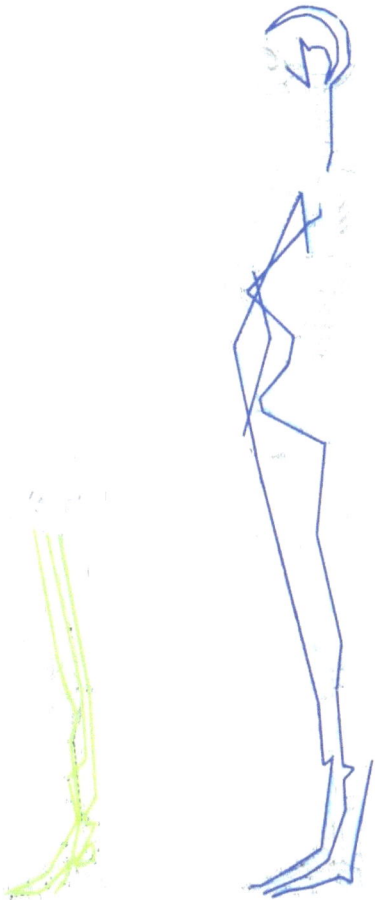

Abb. 4: E-Zone links (blau) und H-Zone rechts (grün) an den Körperseiten (modifiziert
nach Schrecke und Wertsch, 1976); vergleiche Abb. 4 mit den Abb. 2 und 3).

Auch der Qi-Durchgang durch die zwölf Organgefäße wird im Verlauf etwas unterschiedlich in den Büchern dargestellt. Bei einigen Autoren beginnt der Durchlauf mit der Yinbahn Lunge, bei Anderen mit der Yinbahn Herz. Nach Schrecke und Wertsch beginnt der Durchlauf mit dem Herzgefäß (Yin) um 11-13 Uhr im Achselbereich, zieht am Innenarm bis zum kleinen Finger, wandelt sich dabei über die Hand zum nächsten Yanggefäß, das ist der Dünndarmmeridian, der außen am kleinen Finger, an der Hand und am Arm zur Schulter und dann zum Ohr läuft. Am Augenwinkel geht das Dünndarmgefäß in den Blasenmeridian zum Rücken hinüber, läuft über Bein und Fuß an der Körperhinterseite herab (also Yang), wandelt sich wiederum über die Elementpunkte zu Yin am Übergang zum Nierengefäß von der Fußsohle, über den Fuß zum Bein innen, Bauch, Brust bis zum Schlüsselbein. Das zeigt uns, dass die Meridiane auch die Zonen wechseln können, was durchaus die unterschiedliche Wirkung der Punkte vom neurologischen Standpunkt aus erklärt.

Während das Qi nach der TCM von 13-15 Uhr im Dünndarmmeridian läuft, geht es zwischen 15-17 Uhr im Blasenmeridian und von 17-19 Uhr im Nierenmeridian. Dort wechselt es von 19-21 Uhr in das Herzbeutelgefäß von der Brust zur Innenseite der Arme entlang bis zum Mittelfinger der Hände, wo es sich um 21 Uhr wandelt und in den Erwärmer eintritt. Dort läuft Qi bis 23 Uhr außen die Hand, den Arm zur Schulter und zum Hals hoch, geht vom Ohr zum Augenwinkel in den Gallenblasenmeridian über, den es von 23-1 Uhr vom Augenwinkel, Ohr, über Schulter, Brust und dann an der Körperseite und außen am Bein bis zum Fuß entlangläuft, um sich über die 4. Zehe zu wandeln und um 1 Uhr in den Lebermeridian einzulaufen. Dort geht es innen am Fuß, Bein Bauch und Brust zum Lungenmeridian, der zwischen 3-5 Uhr durchlaufen wird. Es folgt der Dickdarmmeridian zwischen 5-7 Uhr von der Hand und dem Arm außen, zur Schulter, Hals Kopf, Nase, Übergang in den Magenmeridian zwischen 7-9 Uhr von der Schläfe, Gesicht, Hals, Brust, Bauch an der Körpervorderseite, dann am Bein und Fuß außen, Wandlung und Eintritt zwischen 9-11 Uhr in den Milz-Pankreasmeridian vom Fuß innen am Bein entlang zum Bauch, zur Brust, auf die Seite ziehend und damit den dritten Umlauf von oben nach unten beendend.

14

Es muß betont werden, dass weder Zonen noch Meridiane ein morphologisches Substrat haben, auch wenn im Lauf der Zeit mehrfach Versuche unternommen worden sind Punkte und Bahnen strukturell zu finden. Die beschriebenen Zonen sind wie alle ästhetische und parästhetische Zonen ein Epiphänomen, geschaffen durch unsere Sinnesorgane, in diesem Fall durch die Hautrezeptoren, als Teil unseres Erlebnishorizonts. Meridiane als Bahnen einer Vital-energie, Qi genannt, liegen nach der metaphysischen Tao-Lehre sogar in einem dort beschriebenen, feinstofflichen Körper und können von feinfühligen Menschen zwar gespürt aber nicht physisch strukturell lokalisiert werden.

Das bedeutet allerdings nicht, dass nicht der Hautwiderstand, der Energiewirkung auf den physischen Körper folgend, herabgesetzt sein kann. Doch morphologische Punkte an Fasciendurchtritten (Heine, 1988) oder Meriane in Gefäßen, Lymphbahnen (Heine, 1993) oder angeblichen Seitenlinienkanälen (Draehmpaehl und Zohmann 2009) zu suchen, ist entsprechend der Tao-Lehre natürlich unsinnig.

In diesem Sinne muß auch die angeblich gelungene Darstellung der Leitbahnen nach perkutaner Applikation von Technetium 99 gesehen werden. Das radioaktive Material kann nur von Lymphbahnen aufgenommen worden und dann in der Gammakamera als scheinbare Leitbahn sichtbar geworden sein.

3 ENERGETISCHE THERAPIEN

Viele Therapien sind aus den gesammelten Erfahrungen unserer Vorfahren entstanden. Dazu gehören zum Beispiel lokale Reiztherapien wie die Prisnitz-Kneippschen Wasseranwendungen, verschiedene Massagen, Osteopathie, Bestrahlungen und Wärmebehandlungen, Umschläge, Plaster, Einritzungen, scharfe Einreibungen (Blistern), Haarseilziehen, Brennen, die Neuraltherapie und natürlich die Akupunktur in ihrer einfachste Form, als Locus dolendi Akupunktur. Erst später, meist unter dem Einfluß religiöser, philosophischer oder wissenschaftlicher Vorstellungen, wurde dieses empirische Wissen zu einer systematischen Lehre bzw. in ein medizinisches System eingepasst.

Die Akupunktur der TCM ist um die Zeitenwende unter zahlreichen Einflüssen, wie uraltem schamanischen Wissen, der Elementlehre, dem Taoismus, dem Buddhismus und astrologischen Vorstellungen entstanden und in den klassischen Schriften der chinesischen Medizin niedergelegt worden (Knospe 2007).

Im Westen wurde die Akupunktur, wie auch anderes Erfahrungswissen, in ihrer lokalen und systemischen Wirkung wissenschaftlich unter neurologischen Gesichtspunkten untersucht und als wirksames Instrument für die Medizin erkannt. Allerdings haben sich bisher die Aussagen der TCM über das Qi und seine Wandlungen naturwissenschaftlich nicht belegen lassen. Man muß deshalb TCM und die Reflexlehre unserer Medizin genau trennen und darf bei Diagnostik und Therapie nicht Beides miteinander vermengen.

Im Westen wird wahrscheinlich deshalb kaum eine energetische, sondern nur die Indikationsakupunktur durchgeführt. Man sticht einfach die Punkte, die der westlich diagnostizierten (!) Krankheit bzw. den gefundenen Symptomen entsprechen, denn eine Meridianpulsdiagnose und ein energetischer Behandlungsplan im Sinne der TCM ist nur wenigen Therapeuten bei uns möglich, auch weil der Therapeut eigentlich in der Lage sein muß, Qi zu übertragen!

Die hier beschriebenen Zonen sind durch neurologische Befunde, nämlich die Besonderheiten der Lage der peripheren Nerven, bedingt und lassen deshalb auch nach wissenschaftlichen Kriterien eine Behandlung begründen. So wie sich der sogenannte übertragene Schmerz bestimmter Hautzonen (Headsche Zonen) diagnostisch nutzen läßt, ist auch die Behandlung bestimmer Hautpartien neurologisch begründet nutzbar. Führen wir diesen Zonen Energie in Form von Strahlen, Wärme oder durch elektromagnetische Felder zu, läßt sich auch im wissenschaftlichen Sinne von einer energetischen Behandlung sprechen. An diesem Punkt treffen sich dann westliche und traditionelle chinesische Medizin ohne Naturwissenschaft und Glaubenssysteme zu vermengen.

4 ZONASUPERFLOW

Aus den gleichen Quellen, aus denen sich die chinesische Akupunktur entwickelt hat, ist durch Boddhidharma, einem indisch buddhistischen Mönch, das Qi Gong entstanden, welche das Wissen um Energiepunkte und Meridiane nutzt. Dabei wird geistig das Qi angeregt durch bestimmte Meridiane zu fließen, um dem Körper Energie zu geben. Bekannt sind der kleine Kreislauf, der große Kreislauf, der kosmische Kreislauf und ihre Umkehrungen.

Noch älter als das Qi Gong sind die Quellen des Yoga und das Wissen der vier Zonen (Knospe 2014). Allerdings wurde die Körperenergetisierung primär zum spirituellen Fortschritt genutzt und erst später auch zur Heilung. Aus diesem ursprünglichen Yoga haben sich auch heutige therapeutische Yogaformen und Atemtherapien, wie z.B. das Heilströmen entwickelt, die bestimmte Körperpunkte und die Atmung nutzen, um Organe und Gelenke zu funktionell zu harmonisieren.

Diese funktionelle Harmonisierung der Körperenergien als Krankheitsprophylaxe kann heute auch dem Laien gelingen, wenn das Wissen um die vier therapeutischen Zonen des Körpers zusammen mit einer energetisierenden Methode genutzt wird. Die oben geschilderten H-, G-, P- und E-Zonen, deren Benennung sich aus der Geschichte ergeben, können angeregt werden, die Energie stark und synchron zu leiten und damit einen sogenannten Zonasuperflow mit allgemeiner Energetisierung des gesamten Körpers zu bewirken.

Wie an anderer Stelle dargestellt (Knospe 2014), bewirkt das mehrfach pro Woche oder gar täglich angewandt eine Vitalisierung und wahrscheinlich sogar eine Gesundung funktioneller Störungen. Aus meiner Sicht ist Zonasuperflow allen sonstigen Methoden der Prophylaxe funktioneller Störungen überlegen. Die einfachste Methode zur Erzeugung eines Zonasuperflows ist die Magnetfeldanwendung. Dabei werden in bestimmter Weise die vier Zonen, wie im Folgenden beschrieben, mit einem pulsierenden Magnetfeld behandelt. Dieses Magnetfeld regt durch lokal fortschreitende Tonisierung den Energiefluß an.

Für den Anwender ist es natürlich unerheblich nach welcher Theorie die vorhandenen Stauungen aufgelöst werden, ob Qi durch Meridiane und Zonen fließt oder der Säftestrom und Stoffwechsel zonal angeregt werden; das Ergebnis zählt.

An dieser Stelle wollen wir den durch die lokale Magnetisierung erzeugten Zonasuperflow mit dem normalen Durchfluß der Hauptmeridiane, wie in Kapitel 2 beschrieben, vergleichen.

Zunächst wird beim induzierten Zonosuperflow (siehe Kapitel 5) der Qi-Fluß in der Leitbahn der Steuerung, dem Gouverneursgefäß vom Damm über Rücken, Hals und Kopf bis zur Oberlippe angeregt. Von dort geht es rückwärts in die aufnehmende Leitbahn, das Konzeptionsgefäß, bis zum Damm zurück und dann den gleichen Weg zurück: vorwärts durch das Konzeptionsgefäß und rückwärts durch das Gouverneursgefäß.

Das entspricht dem kleinen Kreislauf des Qi Gong bzw. des Tao-Yoga, vorwärts und rückwärts.

Zusätzlich wird dabei auch der Blasenmeridian ab B 35 entgegengesetzt und vom Kopf aus der Magenmeridian bis M 30, von der Brust aus der Milzmeridian gegenläufig bis MP 13, der Nierenmeridian vom Ende bis N 11 und der Lebermeridian vom Ende bis Le 12 durchlaufen und dann wieder zurück durchflossen.

Vom Ausgangspunkt am Damm, geht es dann rechts innen am Oberschenkel durch den Milz-Pankreasmeridian, ab MP 11 bis zu seinem Beginn, den Nierenmeridian ebenfalls gegenläufig ab N 11 bis zum Beginn und den Lebermeridian gegenläufig von Le 12 bis zum Beginn am Fuß, über die Fußsohle auf die Außenseite von Fuß und Bein. Dabei werden der Gallenblasenmeridian gegenläufig, von seinem Ende aus durchlaufen, der über Fuß, Bein, Seite, Brust, Hals, Kopf führt. Er wird aber an der Achsel verlassen, denn von hier wenden wir uns über den Innenarm zur Hand durch den Lungen-, Herzbeutel- und Herzmeridian, kreuzen den Dickdarmmeridian ab

Di 11 gegenläufig und ziehen durch die Wandlungspunkte auf dem Handrücken und über die Außenseite des Arms zur Schulter, zum Hals und Kopf. Dabei durchlaufen wir Dickdarm-, Dünndarm- und Dreifachenerwärmermeridian und kreuzen wieder den Magen- und den Gallenblasenmeridian.

Am Scheitel kreuzen wir auch den kleinen Kreislauf und ziehen über Kopf, Hals, Schulter, Außenseite des Arms zur Hand auf die Innenseite der Hand, den Innenarm entlang zur Achsel zur Körperseite, dann zur Außenseite von Bein und Fuß, über die Fußsohle zur Beininnenseite und zurück zum Ausgangspunkt.

Dieser Verlauf läßt sich mit der Variante des großen und des kosmischen Kreislauf des Qi Gongs vergleichen. Doch was dort erst nach jahrelangem Training erfolgreich ist, können wir mit der Magnetfeldnutzung sofort erreichen.

5 MAGNETFELDBEHANDLUNG DER ZONEN

In vielen alten Kulturen sind schon Magnetsteine zur Therapie und Vitalisierung eingesetzt worden. Ausführliche Berichte dazu liegen uns von Hippokrates, Avicenna, Paracelsus und später von Galvani, Hell, Mesmer, Ampere und Hertz vor (Reinisch, 2003). Auch heute werden noch Magnete zur Anwendung statischer Magnetfelder auf den Körper genutzt. Sehr viel stärker und wirksamer sind künstliche erzeugte magnetische Puls- und Wechselfelder, insbesondere Felder, die Resonanzwirkung in den Geweben haben, also körpereigene Magnetfelder unterstützen. In diesem Sinn ist Magnetfeldtherapie ein Regulationsverfahren um den gesunden Biorhythmus aufrecht zu erhalten, der von den vielen Streufeldern modernen Lebens gestört werden kann. Die Wirkung umfaßt Einflüße auf Blutgefäße und Nerven, die zur besseren Durchblutung, Schmerzlinderung und Muskelentspannung führen. Durch den Einfluß auf Körperionen sind viele weitere Effekte wie die Aktivierung von Enzymen, Hormonen und bestimmten Stoffwechselfaktoren in deren Folge Regenerationsvorgänge gestärkt werden.

Für die unschädliche Zonabehandlung durch Laien, gibt es handelsübliche Systeme (zum Beispiel BioLine), die im Bereich der Stärke des natürlichen Erdmagnetfelds arbeiten, aber durch ihre regelmäßen Pulse auf den Körper wirken und damit vorhandene Störpegel von anderen Streufeldern verdrängen. Für die Erzeugung des besprochenen Zonasuperflows brauchen wir einen Lokalapplikator wie ein Kissen oder Stab.

In jedem Fall sollte man mit geringen Magnetfeldintensitäten beginnen und entsprechend der Gerätebeschreibung und der Wirkung eventuell steigern.

In keinem Fall dürfen Magnetfelder bei Schwangeren, bei Immunsuppression, nach frischen Operationen und Blutungen, nach Infektionen und beim Vorhandensein von Schrittmachern angewendet werden.

Beachtet man sorgsam diese Punkte, ist die Magnetfeldbehandlung eine sehr gut wirksame, sanfte Methode der Prophylaxe mit guter Verbesserung des Allgemeinbefindens, praktisch ohne Nebenwirkungen und deshalb zur einfachen Heimanwendung geeignet, da das Feld auch durch die Kleidung, das Fell und eventuelle Verbände hindurch wirksam ist.

Wichtig ist eine gute Flüssigkeitsversorgung etwa eine halbe Stunde vor der Anwendung, denn Wasser wird als Medium für die Wirkung im Gewebe benötigt. Dagegen sollte die Behandlung nicht nach einer größeren Mahlzeit, einer Medikamentengabe oder der Fütterung durchgeführt werden.

Kommt es zu Erstreaktionen wie Übelkeit, Schwindel und Kopfschmerzen, ist eine Wartezeit und Feldreduzierung für die nächsten Behandlung angesagt. Grundsätzlich sollte es zunächst nur zu einer Anwendung innerhalb von 24 Stunden kommen. Tiere sind nach der Anwendung in Bezug auf die Wirkung genau zu beobachten.

Die Prophylaxe des Zonasuperflows wird in jedem Fall im Stehen, langsam fließend in etwa 4-8 Minuten durchgeführt.

Ablauf einer Zonasuperflow Erzeugung:

Wie schon oben bei dem Anregungsverlauf beschrieben, beginnen wie die Applikation am Damm, dann den Rücken, Hals und Kopf aufwärts bis zum Scheitel, dann weiter über das Gesicht, die Halsvorderseite, Brust, Bauch bis zum Damm und dann wieder zurück immer entlang der Mittelinie des Körpers.

Vom Damm aus geht es dann am rechten Bein innen bis zum Fuß, über die Fußsohle, Zehen, Fußrücken, Knöchel außen am Bein entlang seitlich zum Rumpf bis in den Achselbereich und von dort an der Innenseite des Arms abwärts bis zu den Finger. Von dort wechseln wir auf den Handrücken und gehen aussen am Arm entlang bis zur Schulter, seitlich am Hals und Kopf über den Scheitel und in gleichen Weise außen und innen am Arm, seitlich am Körper und Bein bis zum Knöchel und über den Fußrücken und die Zehen zur

Sohle, Innenknöchel und an der Beininnenseite wieder zum Damm und dann den ganzen Weg noch einmal zurück.

6 LITERATURVERZEICHNIS

Draehmpaehl, D. und A. Zohmann: Akupunktur bei Hund und Katze: Wissenschaftliche Grundlagen und Praxis. Enke Verlag Hannover 2009

Duus, P.: Neurologisch-topische Diagnostik. 6. überarbeitete Aufl. , G. Thieme Verlag Stuttgart 1995.

Hansen, K., H. Schliak: Segmentale Innervation. Thieme, Stuttgart 1962.

Heine, H.: Akupunkturtherapie. Therapeutikon 4, 238-244 (1988).

Heine, H.: Akupunkturpunkte. Gibt es sie überhaupt? Therapiewoche 43, 26-27 (1993).

Hempen, C.-H.: DTV-Atlas Akupunktur. 4. Auflage, Deutscher Taschenbuch Verlag München 2000.

Knospe, C., M. Krauss: Occurence and Meaning of receptive fields in the skin of the cat. Ital. J. Anat. Embryol. 111, Supl.1 al Fasc.3., 96, (2006).

Knospe, C.: Zur angewandten Anatomie der Akupunktur. Tierärztl Prax 35, 249-252 (2007).

Knospe, C.: Die Entwicklung des Yoga und seine ursprüngliche Praxis. Createspace Amazon 2014

Reinisch, F.: Die Gesichte und Wirkungsweise der Therapie mit pulsierenden Magnetfeldern. Springer Loseblattsammlung Naturheilverfahren, Springer Verlag Berlin-Heidelberg-New York, 2003.

Schrecke, B. D. und G. J. Wertsch: Lehrbuch der modernen und klassischen Akupunktur. 2. Auflage, WBV Biologisch-Medizinische Verlagsanstalt, Schorndorf 1976

7 STICHWORTVERZEICHNIS

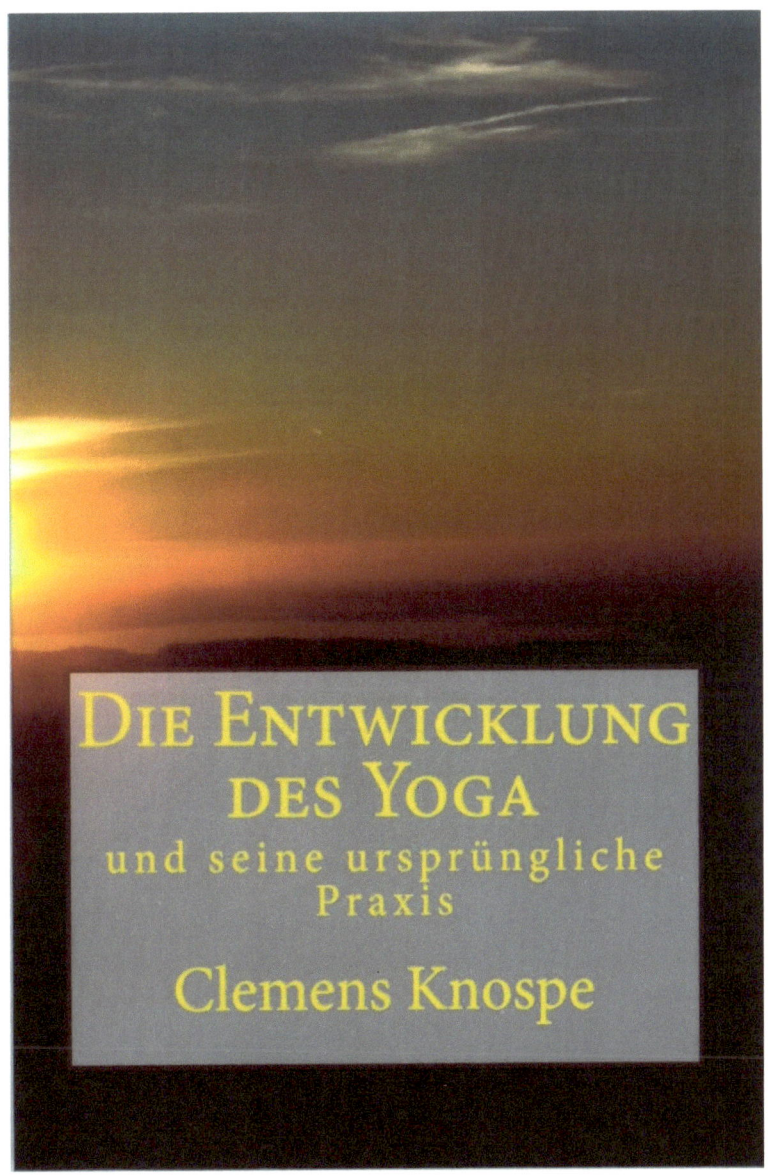

Die Entwicklung des Yoga und seine ursprüngliche Praxis

Clemens Knospe

ÜBER DEN AUTOR

Der Autor ist Professor für Tieranatomie, -Histologie
und- Embryologie an der LMU-München